Blood Sugar Log

~ 24-month log book to record glucose levels
~ simple monthly set up to track daily readings
~ includes images to color for your enjoyment

Blood Sugar Tracker

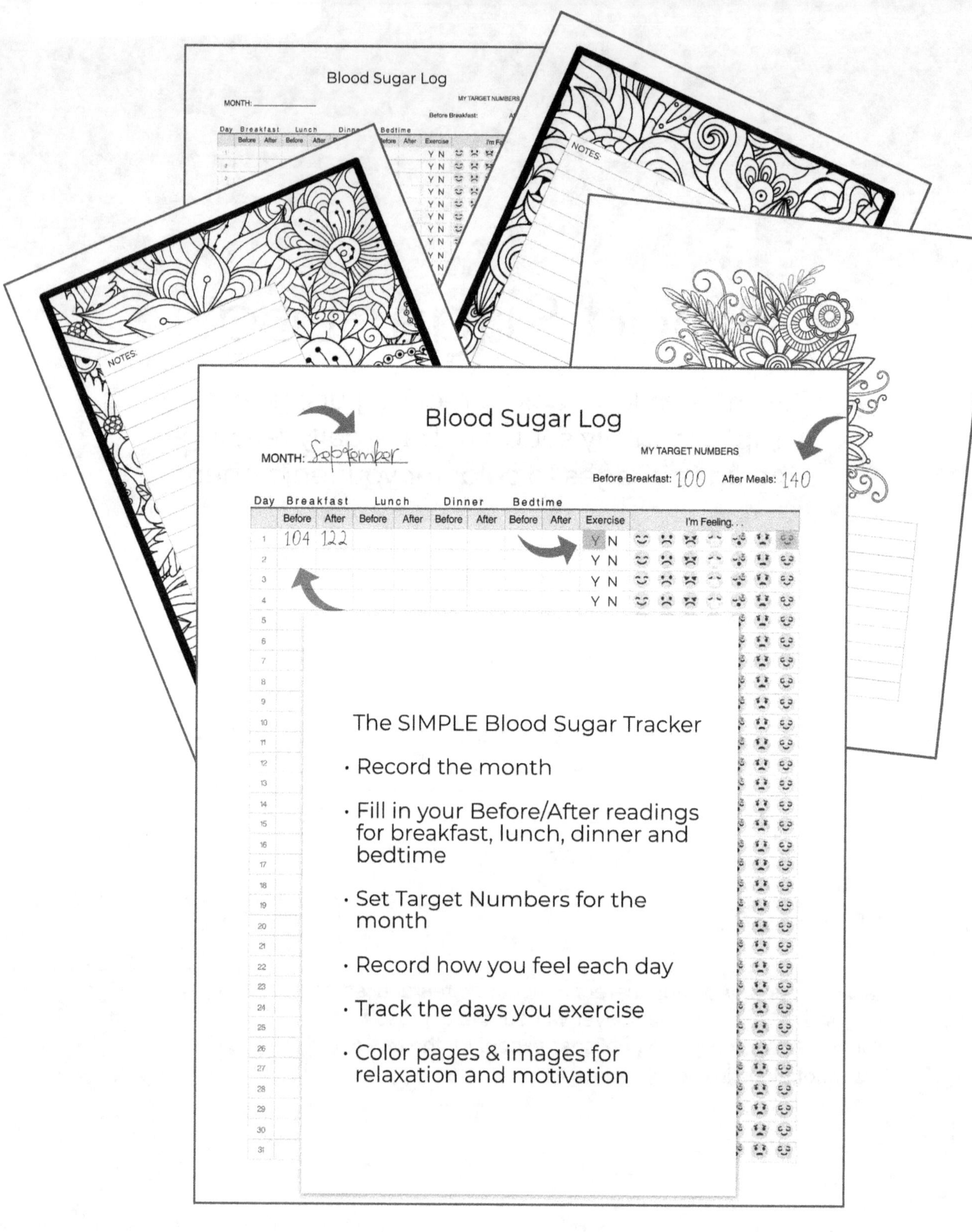

Blood Sugar Log
MONTH: September
MY TARGET NUMBERS
Before Breakfast: 100
After Meals: 140
Day Breakfast Lunch Dinner Bedtime
Before After Before After Before After Before After Exercise I'm Feeling. . .
1 104 122 Y N
The SIMPLE Blood Sugar Tracker
· Record the month
· Fill in your Before/After readings for breakfast, lunch, dinner and bedtime
· Set Target Numbers for the month
· Record how you feel each day
· Track the days you exercise
· Color pages & images for relaxation and motivation

This Book Belongs To

Blood Sugar Log

MONTH: _______________________

Day	Breakfast		Lunch		Dinner		Bedtime		Exercise	I'm Feeling...
	Before	After	Before	After	Before	After	Before	After		
1									Y N	
2									Y N	
3									Y N	
4									Y N	
5									Y N	
6									Y N	
7									Y N	
8									Y N	
9									Y N	
10									Y N	
11									Y N	
12									Y N	
13									Y N	
14									Y N	
15									Y N	
16									Y N	
17									Y N	
18									Y N	
19									Y N	
20									Y N	
21									Y N	
22									Y N	
23									Y N	
24									Y N	
25									Y N	
26									Y N	
27									Y N	
28									Y N	
29									Y N	
30									Y N	
31									Y N	

Notes

NOTES:

Blood Sugar Log

MONTH: _______________________

Day	Breakfast		Lunch		Dinner		Bedtime		Exercise	I'm Feeling...
	Before	After	Before	After	Before	After	Before	After		
1									Y N	
2									Y N	
3									Y N	
4									Y N	
5									Y N	
6									Y N	
7									Y N	
8									Y N	
9									Y N	
10									Y N	
11									Y N	
12									Y N	
13									Y N	
14									Y N	
15									Y N	
16									Y N	
17									Y N	
18									Y N	
19									Y N	
20									Y N	
21									Y N	
22									Y N	
23									Y N	
24									Y N	
25									Y N	
26									Y N	
27									Y N	
28									Y N	
29									Y N	
30									Y N	
31									Y N	

Notes

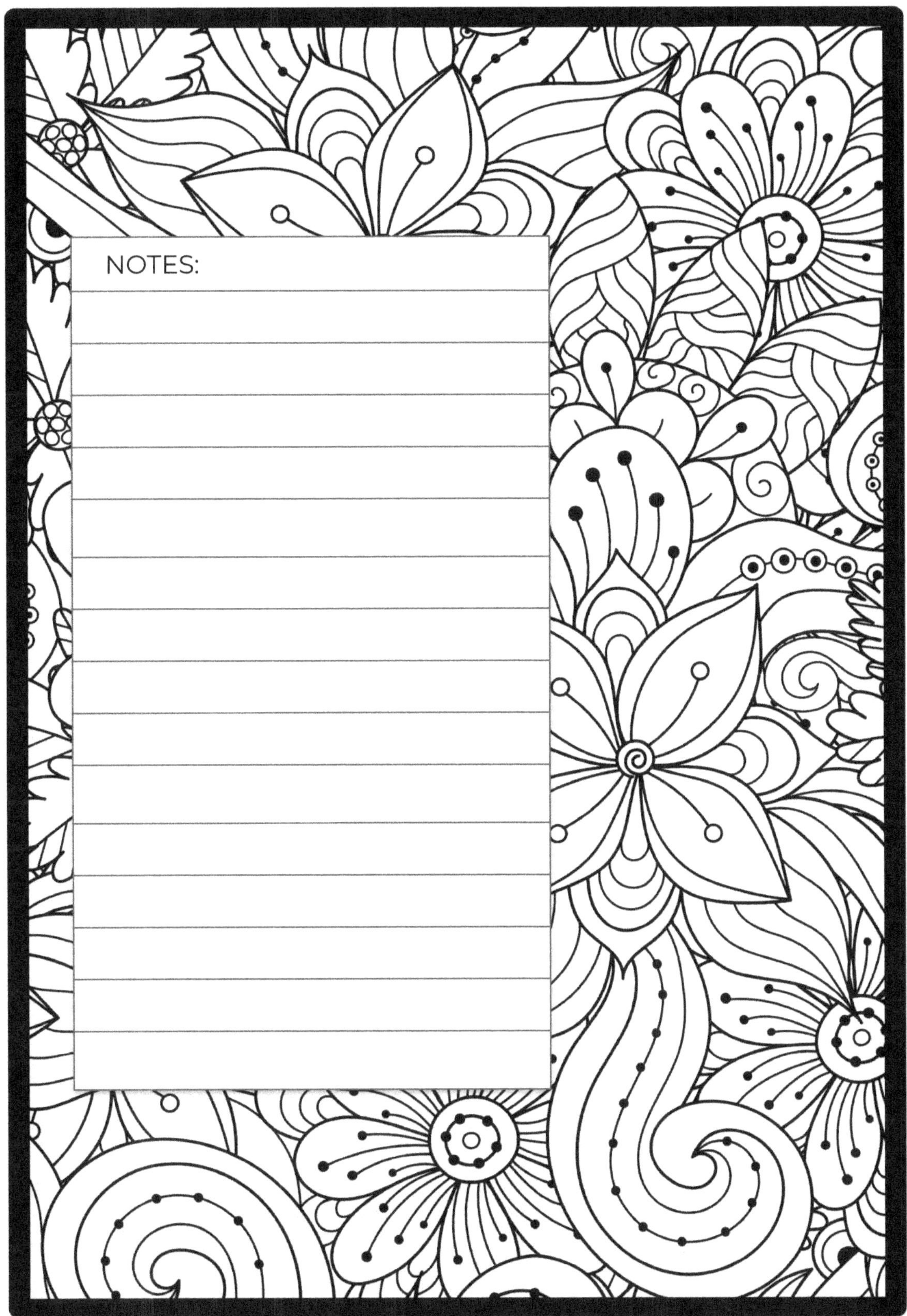

NOTES:

Blood Sugar Log

MONTH: _________________________

MY TARGET NUMBERS

Before Breakfast: After Meals:

Day	Breakfast		Lunch		Dinner		Bedtime		Exercise	I'm Feeling. . .
	Before	After	Before	After	Before	After	Before	After		
1									Y N	
2									Y N	
3									Y N	
4									Y N	
5									Y N	
6									Y N	
7									Y N	
8									Y N	
9									Y N	
10									Y N	
11									Y N	
12									Y N	
13									Y N	
14									Y N	
15									Y N	
16									Y N	
17									Y N	
18									Y N	
19									Y N	
20									Y N	
21									Y N	
22									Y N	
23									Y N	
24									Y N	
25									Y N	
26									Y N	
27									Y N	
28									Y N	
29									Y N	
30									Y N	
31									Y N	

Notes

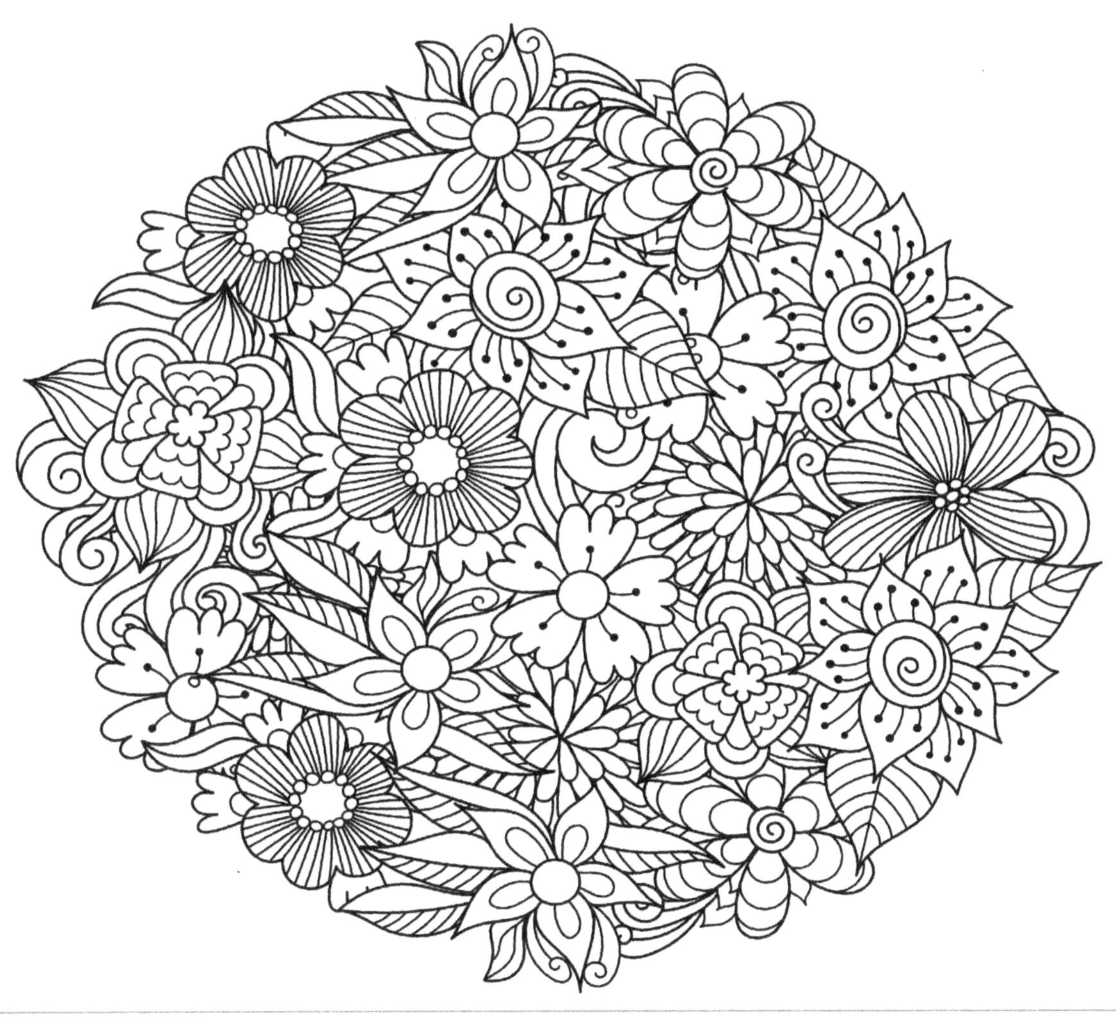

NOTES:

Blood Sugar Log

MONTH: _______________________

MY TARGET NUMBERS

Before Breakfast: After Meals:

Day	Breakfast		Lunch		Dinner		Bedtime		Exercise	I'm Feeling...
	Before	After	Before	After	Before	After	Before	After		
1									Y N	
2									Y N	
3									Y N	
4									Y N	
5									Y N	
6									Y N	
7									Y N	
8									Y N	
9									Y N	
10									Y N	
11									Y N	
12									Y N	
13									Y N	
14									Y N	
15									Y N	
16									Y N	
17									Y N	
18									Y N	
19									Y N	
20									Y N	
21									Y N	
22									Y N	
23									Y N	
24									Y N	
25									Y N	
26									Y N	
27									Y N	
28									Y N	
29									Y N	
30									Y N	
31									Y N	

Notes

NOTES:

Blood Sugar Log

MONTH: ____________________

MY TARGET NUMBERS

Before Breakfast: ___________ After Meals: ___________

Day	Breakfast Before	Breakfast After	Lunch Before	Lunch After	Dinner Before	Dinner After	Bedtime Before	Bedtime After	Exercise	I'm Feeling...
1									Y N	
2									Y N	
3									Y N	
4									Y N	
5									Y N	
6									Y N	
7									Y N	
8									Y N	
9									Y N	
10									Y N	
11									Y N	
12									Y N	
13									Y N	
14									Y N	
15									Y N	
16									Y N	
17									Y N	
18									Y N	
19									Y N	
20									Y N	
21									Y N	
22									Y N	
23									Y N	
24									Y N	
25									Y N	
26									Y N	
27									Y N	
28									Y N	
29									Y N	
30									Y N	
31									Y N	

Notes

NOTES:

Blood Sugar Log

MONTH: _______________________

Before Breakfast: After Meals:

Day	Breakfast		Lunch		Dinner		Bedtime		Exercise	I'm Feeling...
	Before	After	Before	After	Before	After	Before	After		
1									Y N	
2									Y N	
3									Y N	
4									Y N	
5									Y N	
6									Y N	
7									Y N	
8									Y N	
9									Y N	
10									Y N	
11									Y N	
12									Y N	
13									Y N	
14									Y N	
15									Y N	
16									Y N	
17									Y N	
18									Y N	
19									Y N	
20									Y N	
21									Y N	
22									Y N	
23									Y N	
24									Y N	
25									Y N	
26									Y N	
27									Y N	
28									Y N	
29									Y N	
30									Y N	
31									Y N	

Notes

NOTES:

Blood Sugar Log

MONTH: _______________________

MY TARGET NUMBERS

Before Breakfast: ___________   After Meals: ___________

Day	Breakfast		Lunch		Dinner		Bedtime		Exercise	I'm Feeling...
	Before	After	Before	After	Before	After	Before	After		
1									Y N	
2									Y N	
3									Y N	
4									Y N	
5									Y N	
6									Y N	
7									Y N	
8									Y N	
9									Y N	
10									Y N	
11									Y N	
12									Y N	
13									Y N	
14									Y N	
15									Y N	
16									Y N	
17									Y N	
18									Y N	
19									Y N	
20									Y N	
21									Y N	
22									Y N	
23									Y N	
24									Y N	
25									Y N	
26									Y N	
27									Y N	
28									Y N	
29									Y N	
30									Y N	
31									Y N	

Notes

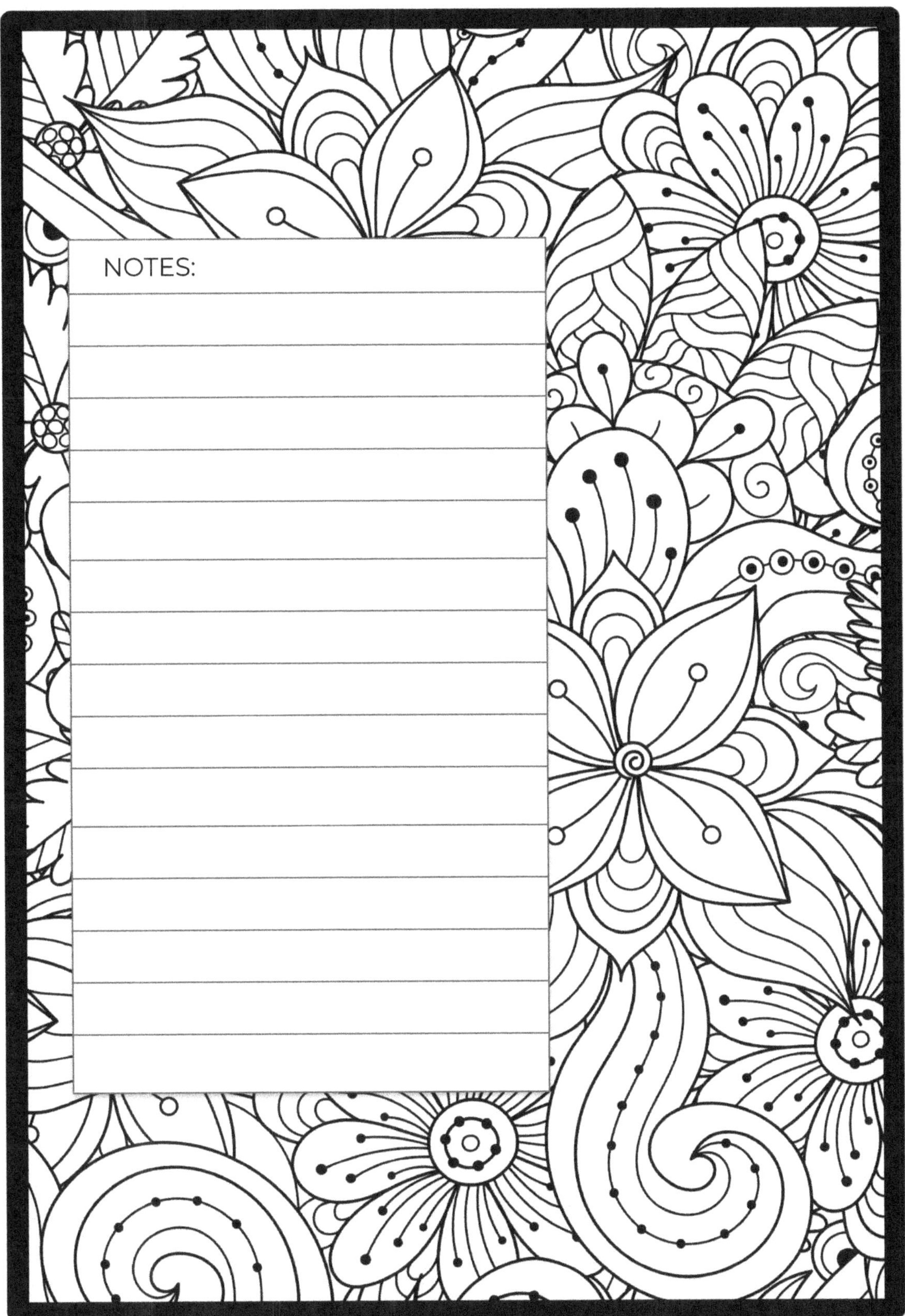
NOTES:

Blood Sugar Log

MONTH: _________________

MY TARGET NUMBERS

Before Breakfast: ___________   After Meals: ___________

Day	Breakfast Before	Breakfast After	Lunch Before	Lunch After	Dinner Before	Dinner After	Bedtime Before	Bedtime After	Exercise	I'm Feeling...
1									Y N	
2									Y N	
3									Y N	
4									Y N	
5									Y N	
6									Y N	
7									Y N	
8									Y N	
9									Y N	
10									Y N	
11									Y N	
12									Y N	
13									Y N	
14									Y N	
15									Y N	
16									Y N	
17									Y N	
18									Y N	
19									Y N	
20									Y N	
21									Y N	
22									Y N	
23									Y N	
24									Y N	
25									Y N	
26									Y N	
27									Y N	
28									Y N	
29									Y N	
30									Y N	
31									Y N	

Notes

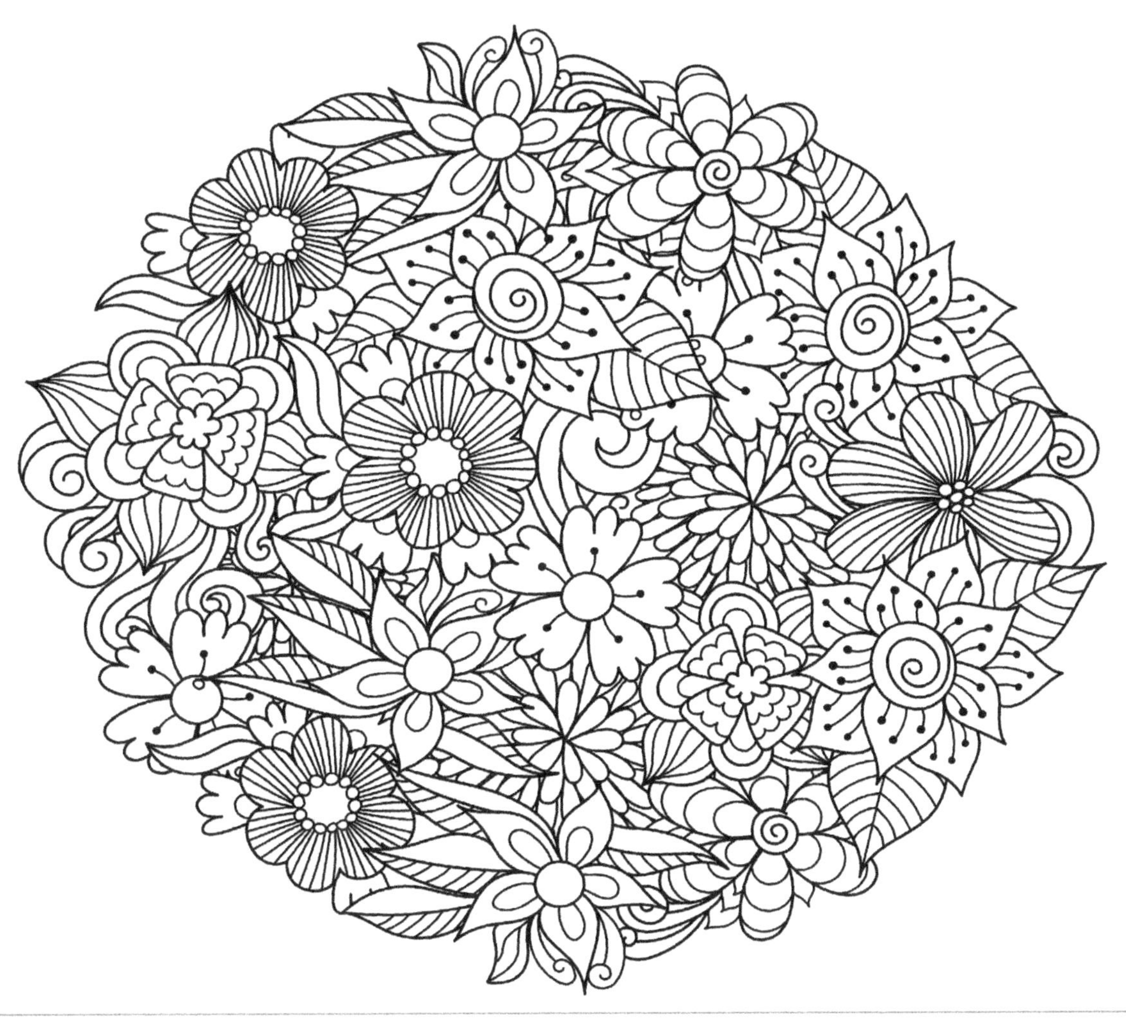

NOTES:

Blood Sugar Log

MONTH: _______________________

MY TARGET NUMBERS

Before Breakfast: After Meals:

Day	Breakfast		Lunch		Dinner		Bedtime		Exercise		I'm Feeling...
	Before	After	Before	After	Before	After	Before	After			
1									Y N		
2									Y N		
3									Y N		
4									Y N		
5									Y N		
6									Y N		
7									Y N		
8									Y N		
9									Y N		
10									Y N		
11									Y N		
12									Y N		
13									Y N		
14									Y N		
15									Y N		
16									Y N		
17									Y N		
18									Y N		
19									Y N		
20									Y N		
21									Y N		
22									Y N		
23									Y N		
24									Y N		
25									Y N		
26									Y N		
27									Y N		
28									Y N		
29									Y N		
30									Y N		
31									Y N		

Notes

NOTES:

Blood Sugar Log

MONTH: _____________________

Day	Breakfast		Lunch		Dinner		Bedtime		Exercise	I'm Feeling...
	Before	After	Before	After	Before	After	Before	After		
1									Y N	
2									Y N	
3									Y N	
4									Y N	
5									Y N	
6									Y N	
7									Y N	
8									Y N	
9									Y N	
10									Y N	
11									Y N	
12									Y N	
13									Y N	
14									Y N	
15									Y N	
16									Y N	
17									Y N	
18									Y N	
19									Y N	
20									Y N	
21									Y N	
22									Y N	
23									Y N	
24									Y N	
25									Y N	
26									Y N	
27									Y N	
28									Y N	
29									Y N	
30									Y N	
31									Y N	

Notes

NOTES:

Blood Sugar Log

MONTH: _______________________

MY TARGET NUMBERS

Before Breakfast: After Meals:

Day	Breakfast		Lunch		Dinner		Bedtime		Exercise	I'm Feeling...
	Before	After	Before	After	Before	After	Before	After		
1									Y N	
2									Y N	
3									Y N	
4									Y N	
5									Y N	
6									Y N	
7									Y N	
8									Y N	
9									Y N	
10									Y N	
11									Y N	
12									Y N	
13									Y N	
14									Y N	
15									Y N	
16									Y N	
17									Y N	
18									Y N	
19									Y N	
20									Y N	
21									Y N	
22									Y N	
23									Y N	
24									Y N	
25									Y N	
26									Y N	
27									Y N	
28									Y N	
29									Y N	
30									Y N	
31									Y N	

Notes

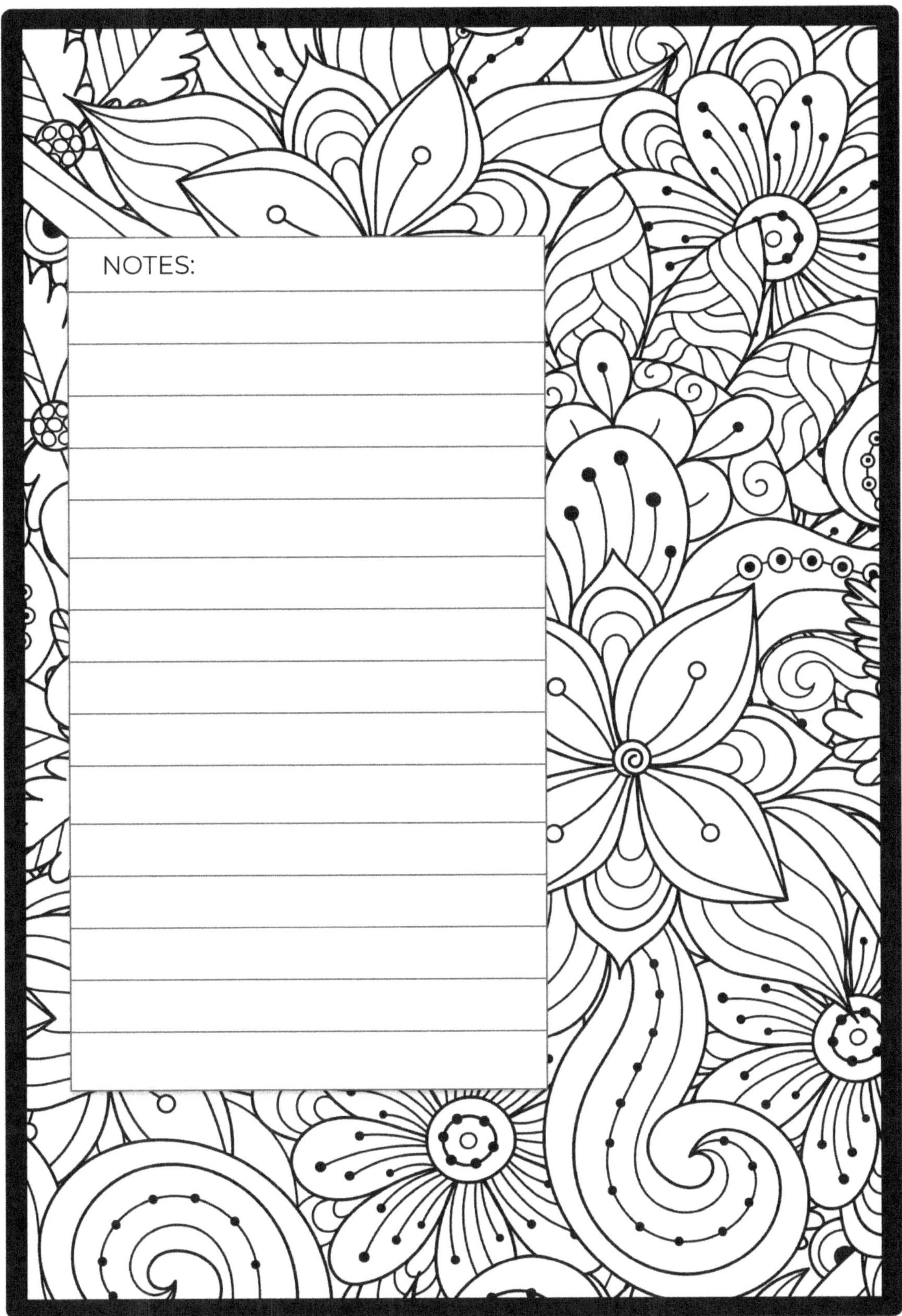

NOTES:

Blood Sugar Log

MONTH: _________________

MY TARGET NUMBERS

Before Breakfast: After Meals:

Day	Breakfast Before	After	Lunch Before	After	Dinner Before	After	Bedtime Before	After	Exercise	I'm Feeling. . .
1									Y N	
2									Y N	
3									Y N	
4									Y N	
5									Y N	
6									Y N	
7									Y N	
8									Y N	
9									Y N	
10									Y N	
11									Y N	
12									Y N	
13									Y N	
14									Y N	
15									Y N	
16									Y N	
17									Y N	
18									Y N	
19									Y N	
20									Y N	
21									Y N	
22									Y N	
23									Y N	
24									Y N	
25									Y N	
26									Y N	
27									Y N	
28									Y N	
29									Y N	
30									Y N	
31									Y N	

Notes

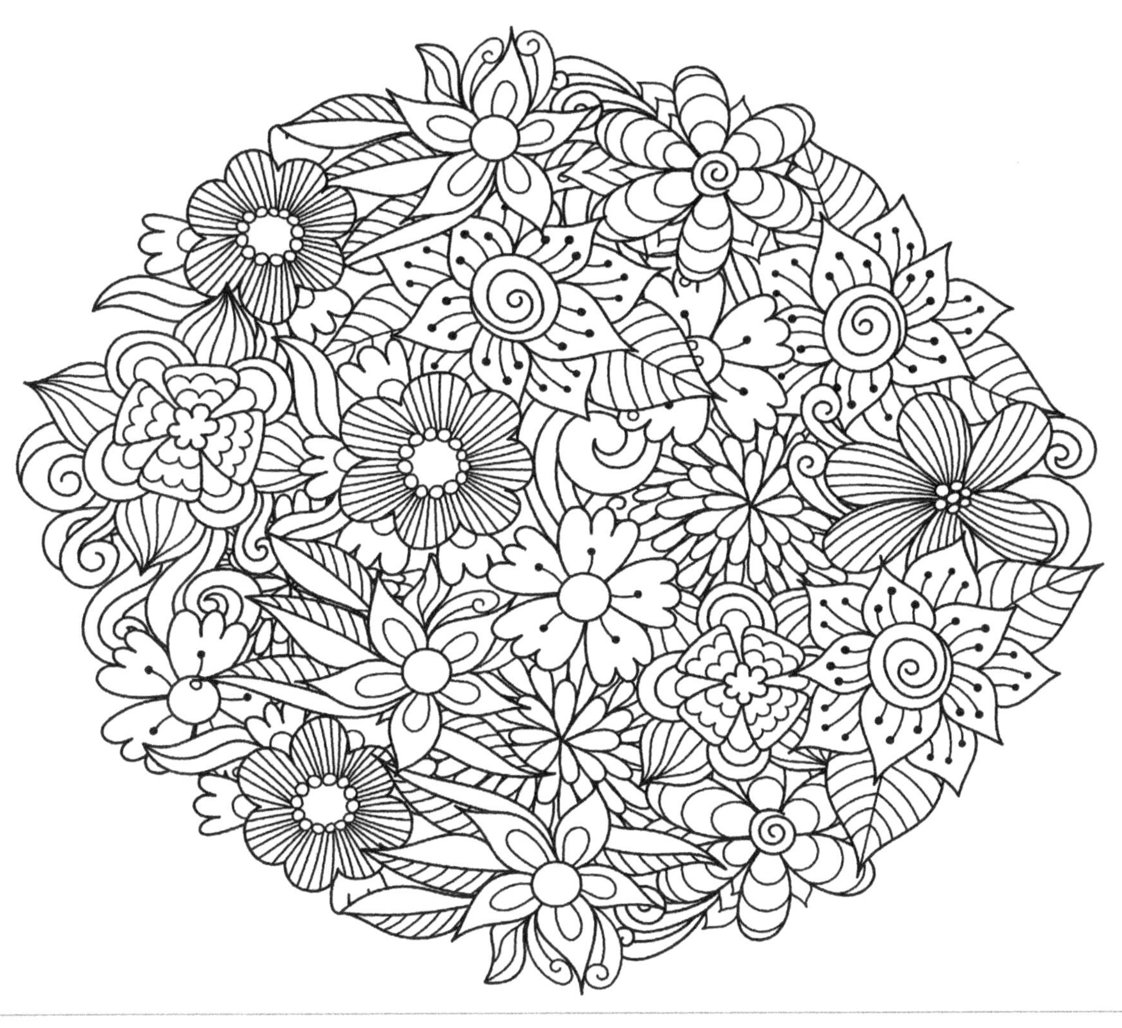

NOTES:

Blood Sugar Log

MONTH: _______________________

MY TARGET NUMBERS

Before Breakfast: ____________   After Meals: ____________

Day	Breakfast		Lunch		Dinner		Bedtime		Exercise	I'm Feeling...
	Before	After	Before	After	Before	After	Before	After		
1									Y N	
2									Y N	
3									Y N	
4									Y N	
5									Y N	
6									Y N	
7									Y N	
8									Y N	
9									Y N	
10									Y N	
11									Y N	
12									Y N	
13									Y N	
14									Y N	
15									Y N	
16									Y N	
17									Y N	
18									Y N	
19									Y N	
20									Y N	
21									Y N	
22									Y N	
23									Y N	
24									Y N	
25									Y N	
26									Y N	
27									Y N	
28									Y N	
29									Y N	
30									Y N	
31									Y N	

Notes

NOTES:

Blood Sugar Log

MONTH: ___________________

MY TARGET NUMBERS

Before Breakfast: After Meals:

Day	Breakfast		Lunch		Dinner		Bedtime		Exercise	I'm Feeling...
	Before	After	Before	After	Before	After	Before	After		
1									Y N	
2									Y N	
3									Y N	
4									Y N	
5									Y N	
6									Y N	
7									Y N	
8									Y N	
9									Y N	
10									Y N	
11									Y N	
12									Y N	
13									Y N	
14									Y N	
15									Y N	
16									Y N	
17									Y N	
18									Y N	
19									Y N	
20									Y N	
21									Y N	
22									Y N	
23									Y N	
24									Y N	
25									Y N	
26									Y N	
27									Y N	
28									Y N	
29									Y N	
30									Y N	
31									Y N	

Notes

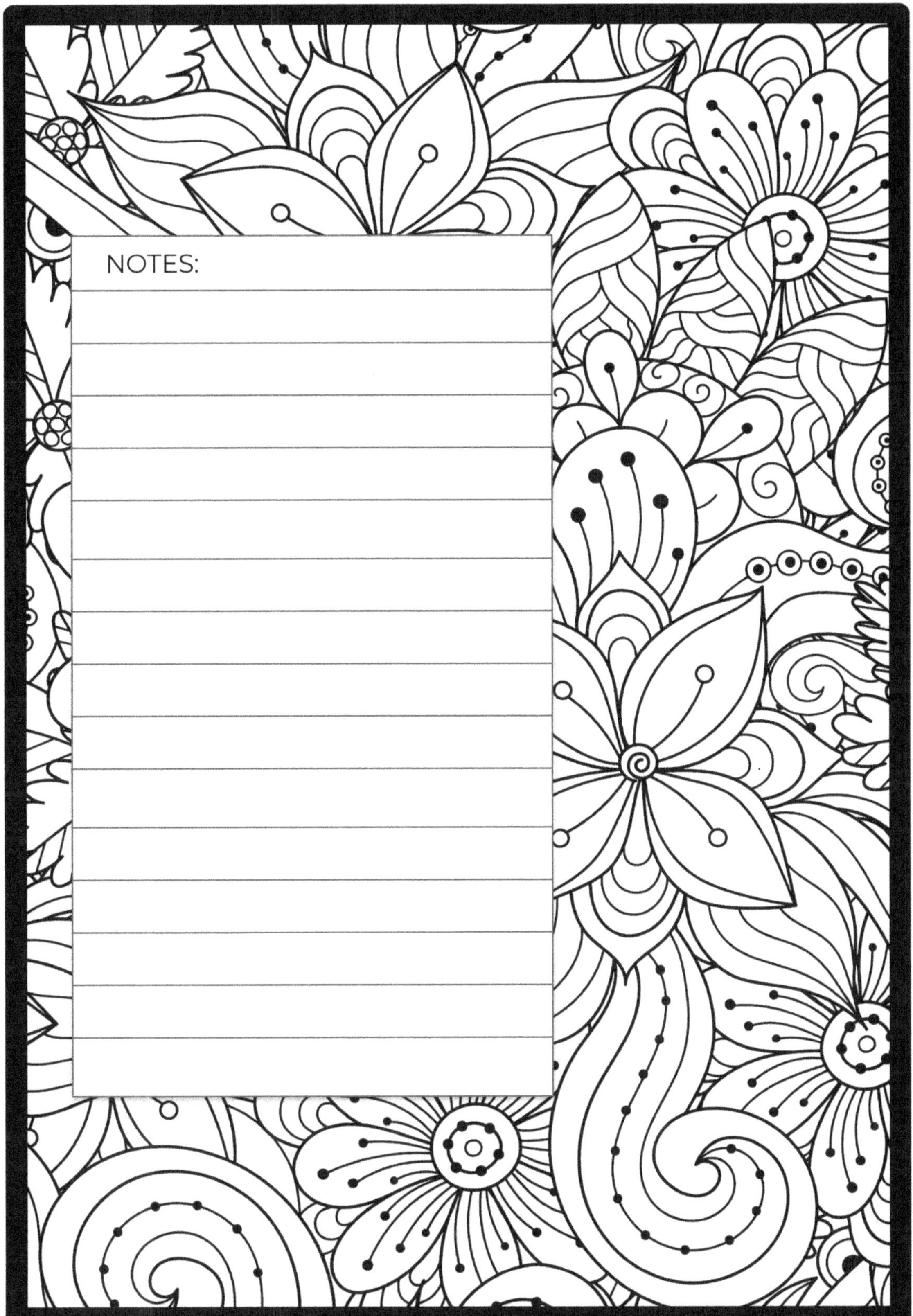

NOTES:

Blood Sugar Log

MONTH: _______________________

MY TARGET NUMBERS

Before Breakfast: After Meals:

Day	Breakfast		Lunch		Dinner		Bedtime		Exercise	I'm Feeling...
	Before	After	Before	After	Before	After	Before	After		
1									Y N	
2									Y N	
3									Y N	
4									Y N	
5									Y N	
6									Y N	
7									Y N	
8									Y N	
9									Y N	
10									Y N	
11									Y N	
12									Y N	
13									Y N	
14									Y N	
15									Y N	
16									Y N	
17									Y N	
18									Y N	
19									Y N	
20									Y N	
21									Y N	
22									Y N	
23									Y N	
24									Y N	
25									Y N	
26									Y N	
27									Y N	
28									Y N	
29									Y N	
30									Y N	
31									Y N	

Notes

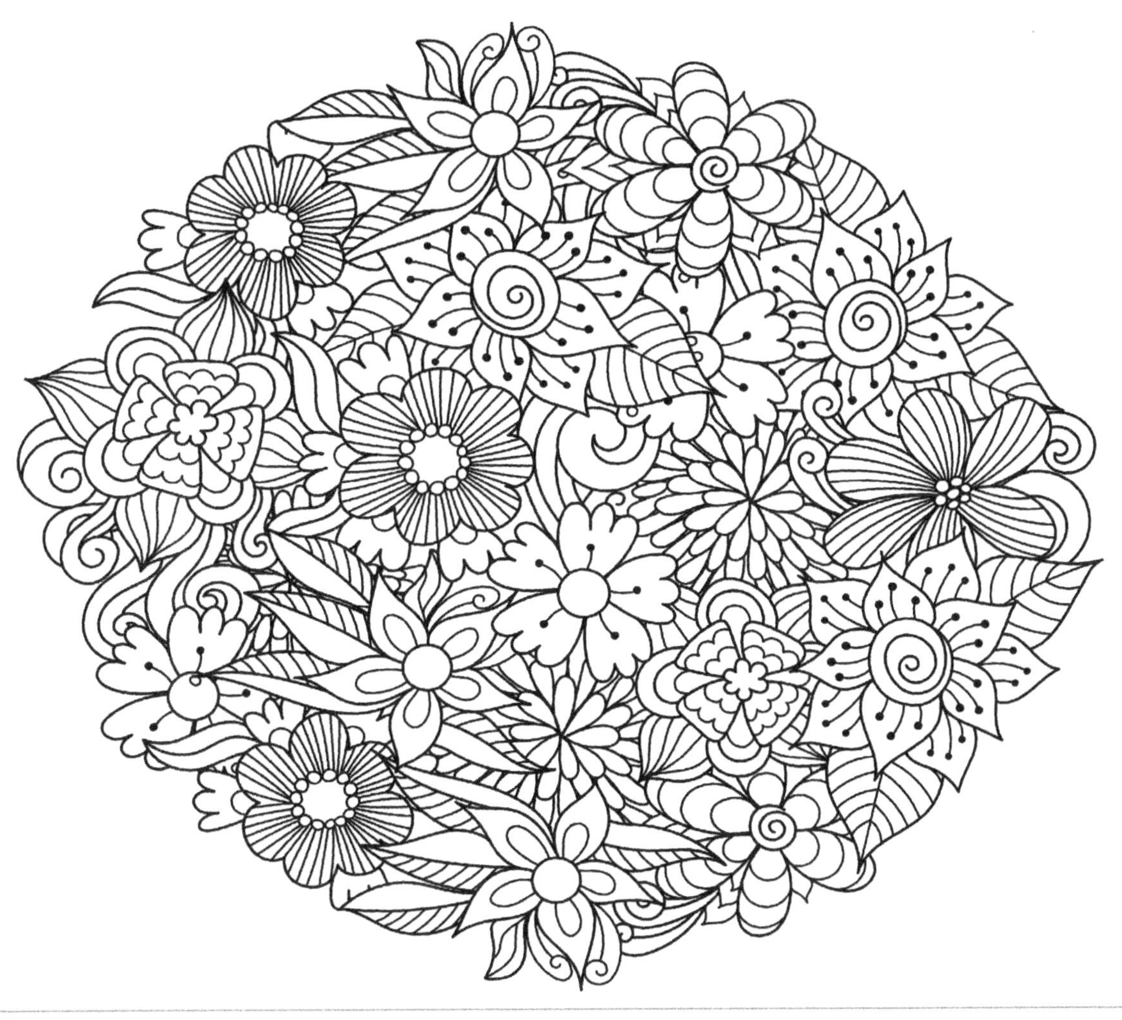

NOTES:

Blood Sugar Log

MONTH: _________________________

Day	Breakfast		Lunch		Dinner		Bedtime		Exercise	I'm Feeling...
---	Before	After	Before	After	Before	After	Before	After		
1									Y N	
2									Y N	
3									Y N	
4									Y N	
5									Y N	
6									Y N	
7									Y N	
8									Y N	
9									Y N	
10									Y N	
11									Y N	
12									Y N	
13									Y N	
14									Y N	
15									Y N	
16									Y N	
17									Y N	
18									Y N	
19									Y N	
20									Y N	
21									Y N	
22									Y N	
23									Y N	
24									Y N	
25									Y N	
26									Y N	
27									Y N	
28									Y N	
29									Y N	
30									Y N	
31									Y N	

Notes

NOTES:

Blood Sugar Log

MONTH: _______________________

MY TARGET NUMBERS

Before Breakfast: _______   After Meals: _______

Day	Breakfast		Lunch		Dinner		Bedtime		Exercise	I'm Feeling...
	Before	After	Before	After	Before	After	Before	After		
1									Y N	
2									Y N	
3									Y N	
4									Y N	
5									Y N	
6									Y N	
7									Y N	
8									Y N	
9									Y N	
10									Y N	
11									Y N	
12									Y N	
13									Y N	
14									Y N	
15									Y N	
16									Y N	
17									Y N	
18									Y N	
19									Y N	
20									Y N	
21									Y N	
22									Y N	
23									Y N	
24									Y N	
25									Y N	
26									Y N	
27									Y N	
28									Y N	
29									Y N	
30									Y N	
31									Y N	

Notes

NOTES:

Blood Sugar Log

MONTH: ______________________

MY TARGET NUMBERS

Before Breakfast: After Meals:

Day	Breakfast		Lunch		Dinner		Bedtime		Exercise	I'm Feeling...
	Before	After	Before	After	Before	After	Before	After		
1									Y N	
2									Y N	
3									Y N	
4									Y N	
5									Y N	
6									Y N	
7									Y N	
8									Y N	
9									Y N	
10									Y N	
11									Y N	
12									Y N	
13									Y N	
14									Y N	
15									Y N	
16									Y N	
17									Y N	
18									Y N	
19									Y N	
20									Y N	
21									Y N	
22									Y N	
23									Y N	
24									Y N	
25									Y N	
26									Y N	
27									Y N	
28									Y N	
29									Y N	
30									Y N	
31									Y N	

Notes

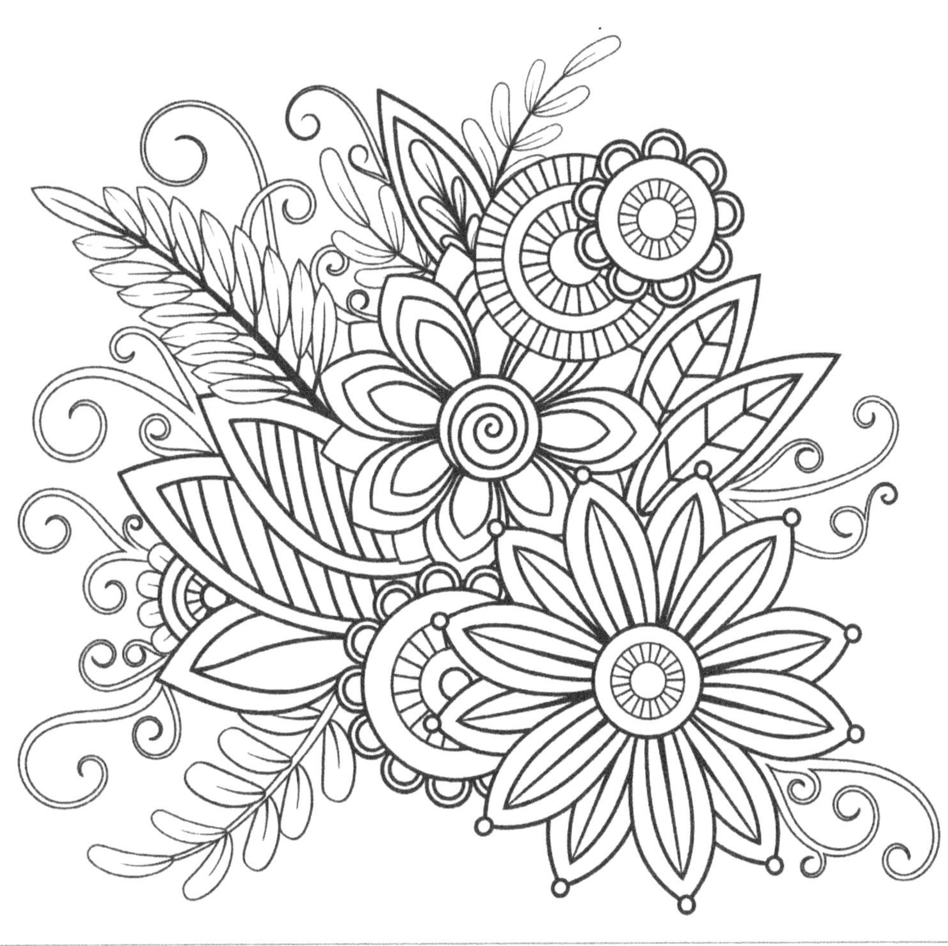

NOTES:

Blood Sugar Log

MONTH: _______________________

Day	Breakfast		Lunch		Dinner		Bedtime		Exercise	I'm Feeling...
	Before	After	Before	After	Before	After	Before	After		
1									Y N	
2									Y N	
3									Y N	
4									Y N	
5									Y N	
6									Y N	
7									Y N	
8									Y N	
9									Y N	
10									Y N	
11									Y N	
12									Y N	
13									Y N	
14									Y N	
15									Y N	
16									Y N	
17									Y N	
18									Y N	
19									Y N	
20									Y N	
21									Y N	
22									Y N	
23									Y N	
24									Y N	
25									Y N	
26									Y N	
27									Y N	
28									Y N	
29									Y N	
30									Y N	
31									Y N	

Notes

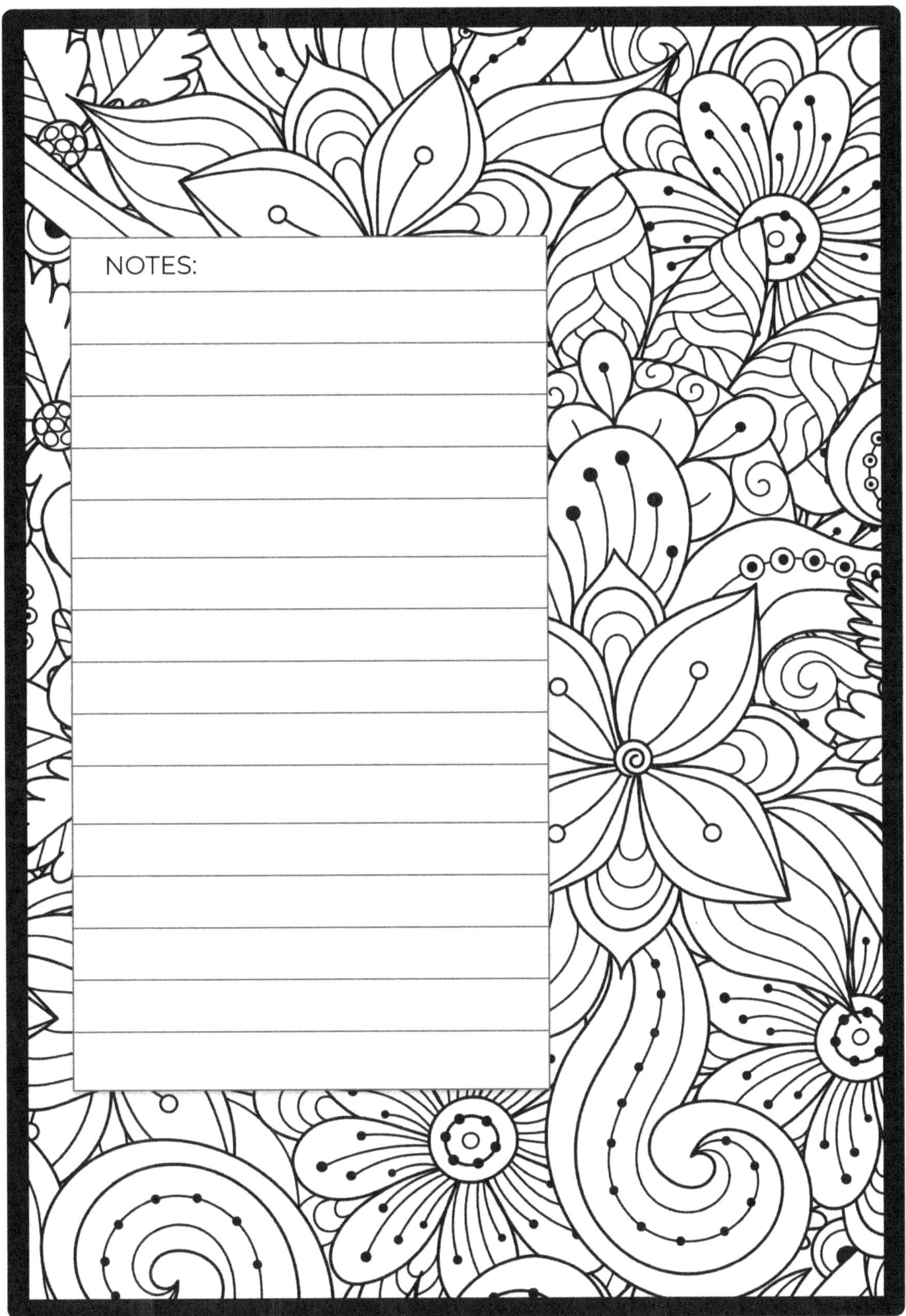

NOTES:

Blood Sugar Log

MONTH: _______________________

MY TARGET NUMBERS

Before Breakfast: After Meals:

Day	Breakfast		Lunch		Dinner		Bedtime		Exercise	I'm Feeling...
	Before	After	Before	After	Before	After	Before	After		
1									Y N	
2									Y N	
3									Y N	
4									Y N	
5									Y N	
6									Y N	
7									Y N	
8									Y N	
9									Y N	
10									Y N	
11									Y N	
12									Y N	
13									Y N	
14									Y N	
15									Y N	
16									Y N	
17									Y N	
18									Y N	
19									Y N	
20									Y N	
21									Y N	
22									Y N	
23									Y N	
24									Y N	
25									Y N	
26									Y N	
27									Y N	
28									Y N	
29									Y N	
30									Y N	
31									Y N	

Notes

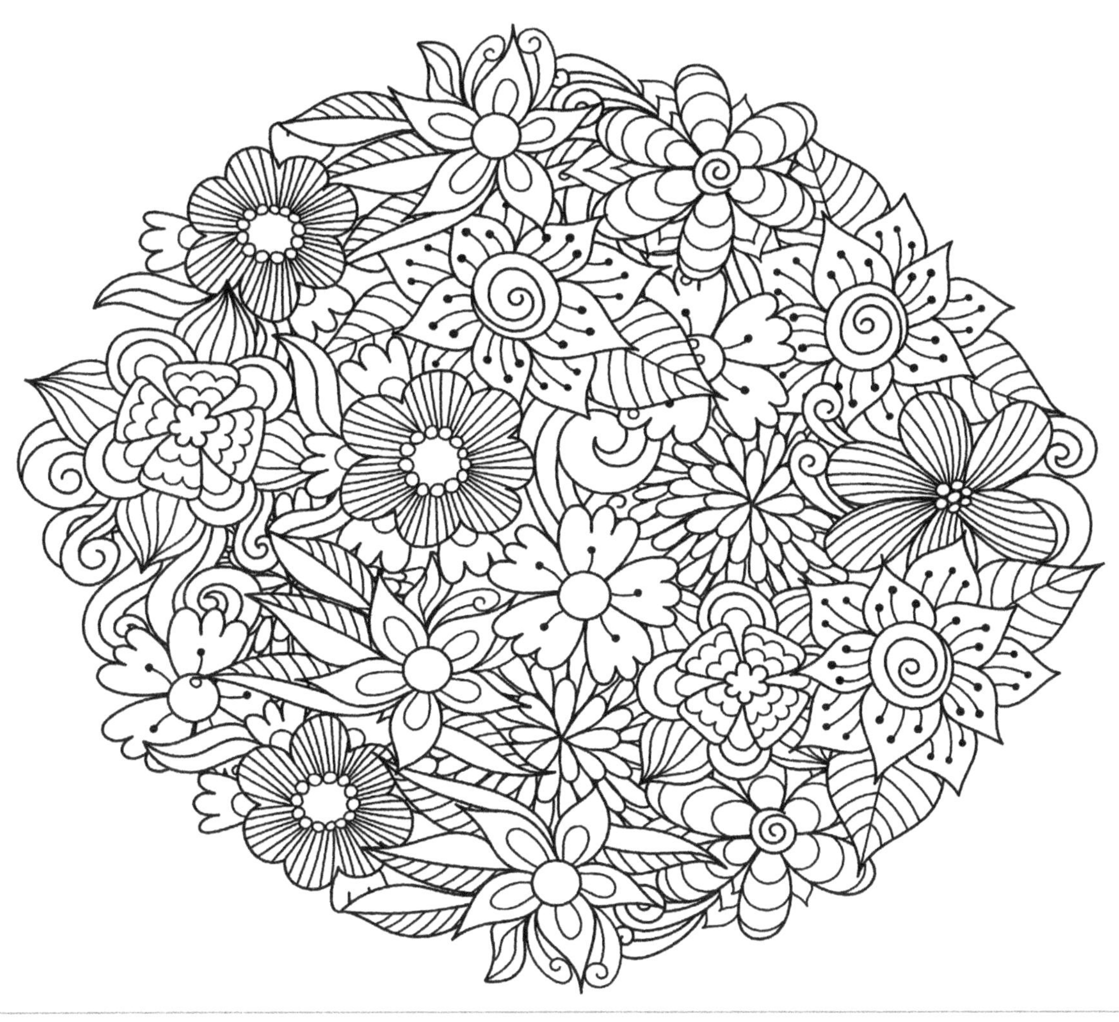

NOTES:

Blood Sugar Log

MONTH: _______________

MY TARGET NUMBERS

Before Breakfast: After Meals:

Day	Breakfast		Lunch		Dinner		Bedtime		Exercise	I'm Feeling...
	Before	After	Before	After	Before	After	Before	After		
1									Y N	
2									Y N	
3									Y N	
4									Y N	
5									Y N	
6									Y N	
7									Y N	
8									Y N	
9									Y N	
10									Y N	
11									Y N	
12									Y N	
13									Y N	
14									Y N	
15									Y N	
16									Y N	
17									Y N	
18									Y N	
19									Y N	
20									Y N	
21									Y N	
22									Y N	
23									Y N	
24									Y N	
25									Y N	
26									Y N	
27									Y N	
28									Y N	
29									Y N	
30									Y N	
31									Y N	

Notes

NOTES:

Blood Sugar Log

MONTH: _______________________

MY TARGET NUMBERS

Before Breakfast: After Meals:

Day	Breakfast		Lunch		Dinner		Bedtime		Exercise	I'm Feeling...
	Before	After	Before	After	Before	After	Before	After		
1									Y N	
2									Y N	
3									Y N	
4									Y N	
5									Y N	
6									Y N	
7									Y N	
8									Y N	
9									Y N	
10									Y N	
11									Y N	
12									Y N	
13									Y N	
14									Y N	
15									Y N	
16									Y N	
17									Y N	
18									Y N	
19									Y N	
20									Y N	
21									Y N	
22									Y N	
23									Y N	
24									Y N	
25									Y N	
26									Y N	
27									Y N	
28									Y N	
29									Y N	
30									Y N	
31									Y N	

Notes

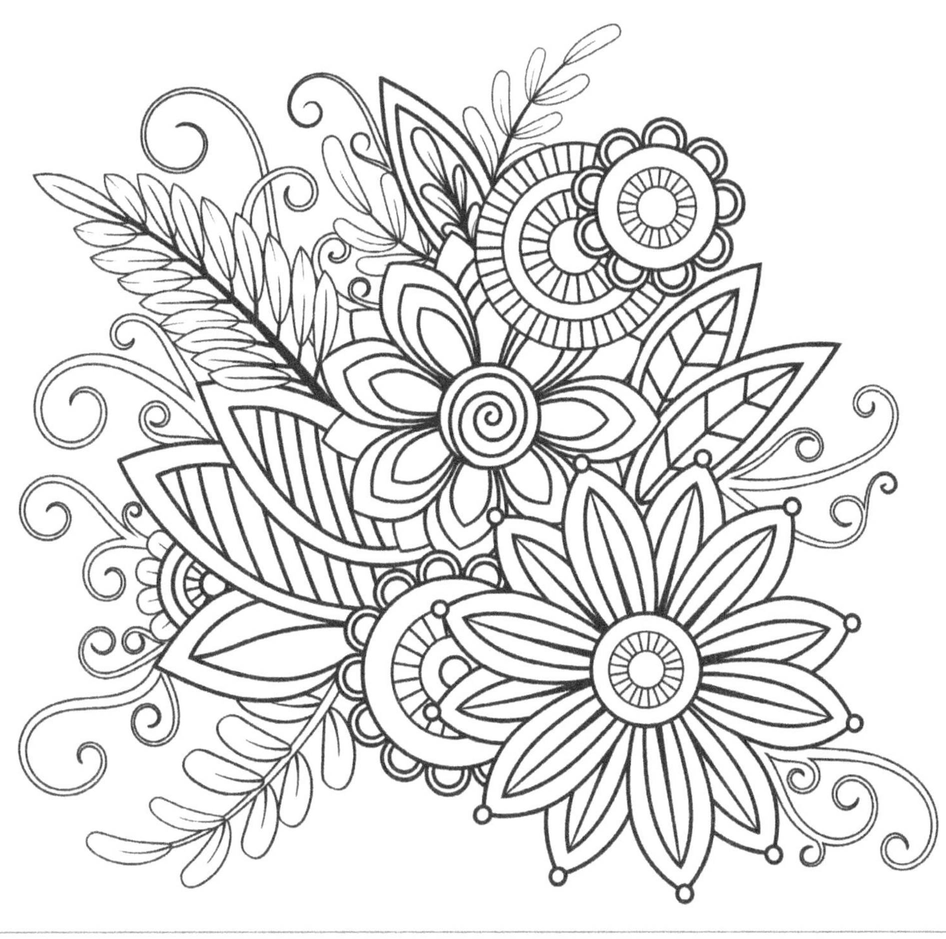

NOTES:

Blood Sugar Log

MONTH: _______________________

Day	Breakfast		Lunch		Dinner		Bedtime		Exercise	I'm Feeling...
---	Before	After	Before	After	Before	After	Before	After		
1									Y N	
2									Y N	
3									Y N	
4									Y N	
5									Y N	
6									Y N	
7									Y N	
8									Y N	
9									Y N	
10									Y N	
11									Y N	
12									Y N	
13									Y N	
14									Y N	
15									Y N	
16									Y N	
17									Y N	
18									Y N	
19									Y N	
20									Y N	
21									Y N	
22									Y N	
23									Y N	
24									Y N	
25									Y N	
26									Y N	
27									Y N	
28									Y N	
29									Y N	
30									Y N	
31									Y N	

Notes

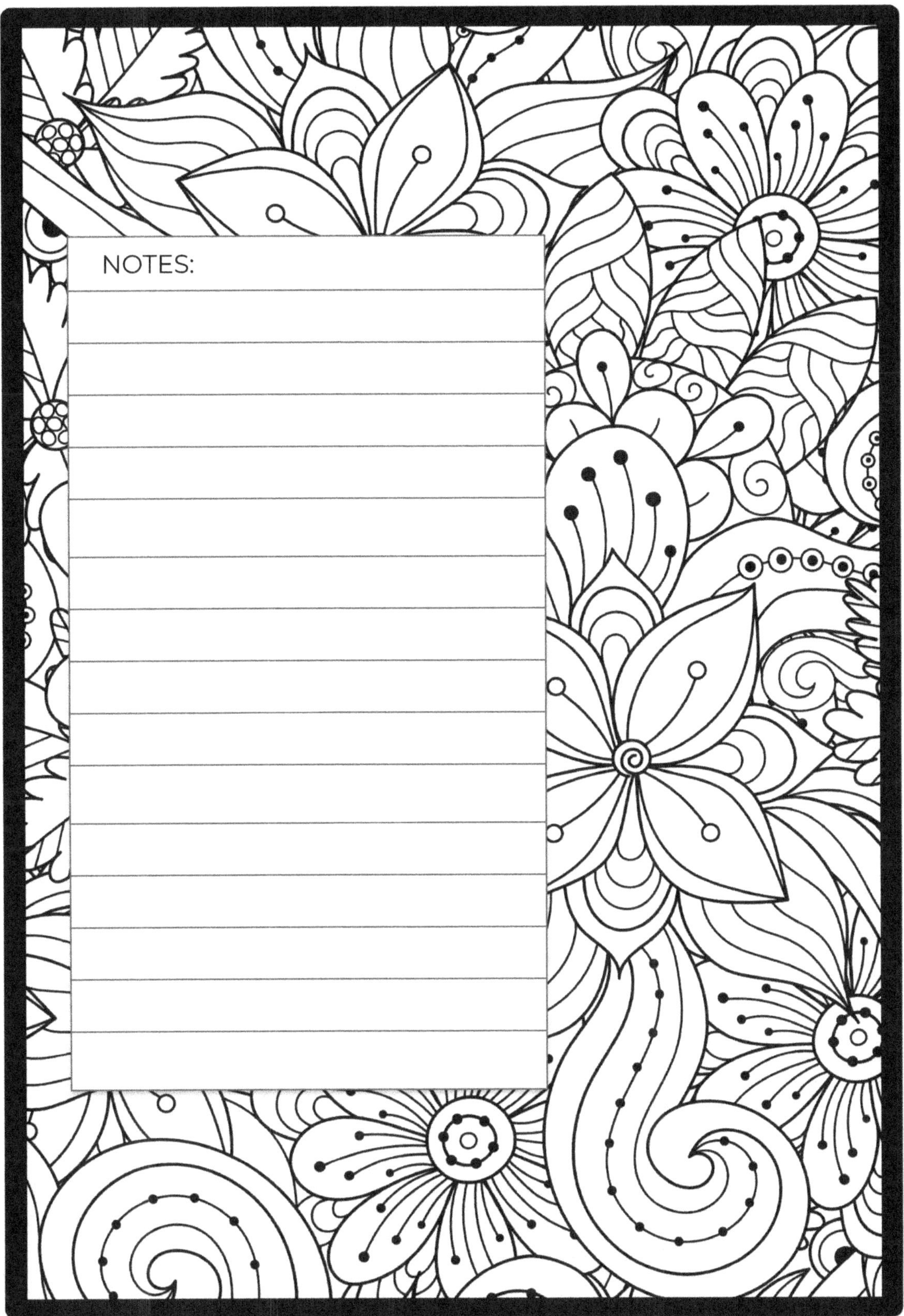
NOTES:

Blood Sugar Log

MONTH: _____________________

Day	Breakfast		Lunch		Dinner		Bedtime		Exercise	I'm Feeling. . .
	Before	After	Before	After	Before	After	Before	After		
1									Y N	
2									Y N	
3									Y N	
4									Y N	
5									Y N	
6									Y N	
7									Y N	
8									Y N	
9									Y N	
10									Y N	
11									Y N	
12									Y N	
13									Y N	
14									Y N	
15									Y N	
16									Y N	
17									Y N	
18									Y N	
19									Y N	
20									Y N	
21									Y N	
22									Y N	
23									Y N	
24									Y N	
25									Y N	
26									Y N	
27									Y N	
28									Y N	
29									Y N	
30									Y N	
31									Y N	

Notes

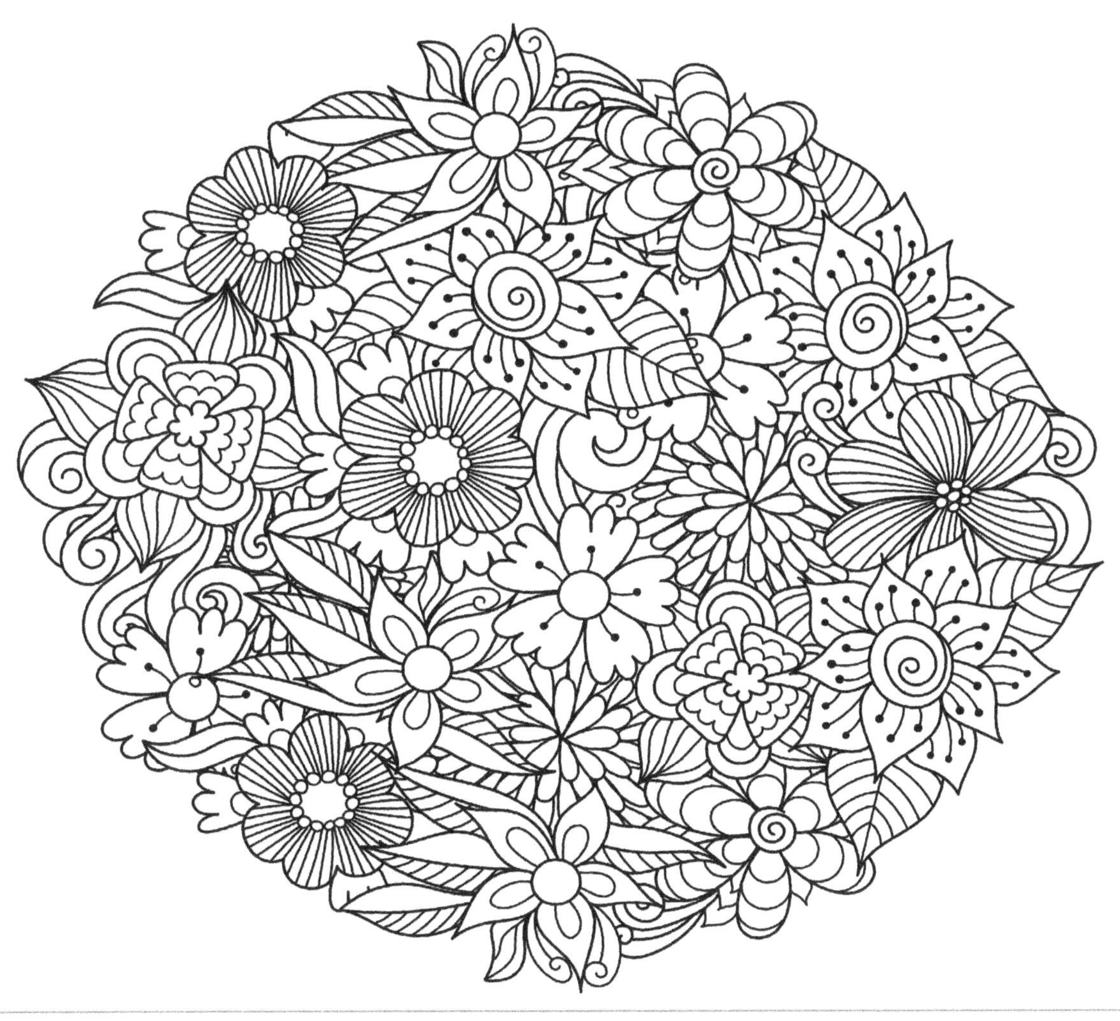

NOTES: